Pʀ MOTAIS

De l'Inspection ophtalmologique du travail

Note présentée au Comité permanent de l'assistance aux aveugles et de la prévention de la cécité

Le Comité a admis avec raison la nécessité d'une inspection ophtalmologique des écoles en approuvant l'une des conclusions du remarquable rapport de M. le Dʳ Cosse.

Au point de vue de la prévention de la cécité, *l'inspection ophtalmologique du travail*, plus importante encore, croyons-nous, n'a point été envisagée jusqu'ici.

Il est vrai que les recherches scientifiques, si nombreuses sur l'hygiène oculaire des écoles, se font très rares en ce qui concerne l'hygiène oculaire du travail. Je ne pourrais guère citer que les travaux à peu près définitifs de Dransart, de Somains, et de quelques oculistes belges sur le nystagmus des mineurs et mes recherches personnelles sur l'hygiène de la vue chez les typographes et chez les couturières.

Mais les résultats de ces recherches sont suffisamment démonstratifs.

Il est certain, désormais, que le nystagmus est le produit direct des conditions de travail du mineur. Dransart l'a démontré amplement.

D'autre part, j'ai constaté 30 % de myopes chez les compositeurs-typographes et 65 % chez les écrivains lithographes.

Chez les couturières, sur 6.000 sujets examinés à différentes époques, j'ai relevé 15 % de myopes et 27 % de lésions oculaires diverses, dont beaucoup étaient de nature à compromettre gravement la vision.

A défaut de statistiques plus nombreuses, je rappellerai à mes collègues le nombre énorme de malades soignés à nos cliniques pour affections oculaires graves dues soit à des accidents de travail, soit à la seule fatigue des métiers exigeant une application constante des yeux.

Je signalerai aussi la proportion importante des accidentés demi-aveugles qui se réclament du bénéfice de la loi sur l'assistance aux infirmes et aux vieillards.

Quant aux aveugles eux-mêmes, je n'ai pas à douter qu'une étude des causes de la cécité n'en rapportât une grande partie aux accidents ou à la fatigue du travail.

De ce fait, des milliers de malheureux, privés de la vision nécessaire au gain de leur vie, sont réduits à la misère, eux-mêmes et leurs familles.

Cet état de choses ne peut ne pas exister dans les conditions actuelles. Il ne me sera que trop facile de vous le prouver.

Prenons successivement les industries nuisibles par l'application oculaire qu'elles exigent et les industries dangereuses par leurs accidents oculaires ou, plus simplement, en termes usuels, les *métiers applicants* et les *métiers dangereux*.

1° Métiers applicants

Nous nous préoccupons, à juste titre, de l'éclairage naturel et artificiel et de l'attitude des élèves dans nos écoles et dans nos collèges.

Or, dans l'immense majorité des ateliers, que trouvons-nous?

Des fenêtres ou trop étroites ou trop basses, souvent masquées par des murs, des arbres ; couvertes de poussières ou de toiles d'araignées. L'utilisation rationnelle de cette lumière insuffisante ne vient même pas à l'idée. Au hasard de la distribution, les ouvriers lui tournent le dos, la supprimant presque en entier par l'ombre projetée, ou la reçoivent en face, sans souci de l'irritation produite par cette incidence pendant le travail.

Quant à la lumière artificielle, elle n'est réglée le plus souvent que par des raisons financières ; sauf dans un certain nombre d'établissements modèles, on n'observe pas assez que la production ne peut que gagner en qualité et en quantité en favorisant le plus indispensable des instruments de travail : la vision. La question d'humanité disparaît ainsi devant la dure loi économique mal comprise.

Quant à l'attitude des ouvriers et surtout des couturières, elle est due en partie à l'insuffisance de l'éclairage — on ne peut compenser l'insuffisance de l'éclairage qu'en se rapprochant de l'objet, — en partie à la contagion de l'exemple, à des habitudes qui n'ont jamais été corrigées par de sages conseils.

On n'imagine pas jusqu'à quel point cette attitude peut devenir fâcheuse. Il me suffira de dire — sans parler de la fameuse attitude scolaire à laquelle les employés de bureau, comptables, etc., restent trop fidèles — que la très grande majorité des couturières se *piquent fréquemment le nez avec leur aiguille*.

Si, dans des conditions assurément moins mauvaises en général, les yeux de nos collégiens souffrent et deviennent myopes en grand nombre, que sera-ce pour nos ouvrières?

N'oublions pas que les élèves de nos collèges ne font, en réalité, un travail de lecture ou d'écriture, c'est-à-dire un travail oculaire, que pendant 5 heures environ par jour ; qu'en outre ce travail n'est pas continu ; qu'il est interrompu par des récréations fréquentes et des leçons orales.

Les ouvrières, les tailleurs, les cordonniers, etc. travaillent sans cesse, pendant dix heures au moins ; ceux qui travaillent aux pièces et chez eux s'acharnent à leur besogne jusqu'à 12 et 15 heures par jour, avec leur mauvaise lumière et leur attitude déplorable, et cela, non pas pendant six ou sept ans de leur jeunesse, mais pendant leur vie entière.

Que peut-il en résulter?

Des lésions multiples conduisant parfois à la cécité complète, mais surtout et très souvent à cette *demi-cécité qui doit être l'objet de nos préoccupations au même titre, et plus encore que la cécité complète*, parce qu'elle est infiniment plus fréquente et parce que, au point de vue individuel comme au point de vue social, elle conduit au même résultat : l'inaptitude au travail, c'est-à-dire la misère pour l'individu et, pour l'État, des producteurs en moins et des charges en plus.

Si les considérations qui précèdent ont retenu votre attention, vous serez encore plus frappés par la vaste surface d'action des causes de cécité que je viens de vous signaler.

Je dois à l'extrême obligeance de l'un de nos inspecteurs du travail les plus dévoués, M. Bécret, inspecteur de Maine-et-Loire, de vous apporter des chiffres approximatifs, mais suffisamment précis cependant pour servir de base à nos évaluations.

Dans le département de Maine-et-Loire, nous trouvons, pour les métiers exigeant une application constante des yeux (travail aux ateliers et travail à domicile) les chiffres suivants :

Industries du livre..................	250
Industries textiles (particulièrement tissage à la main)...............	4.000
Travail des étoffes; vêtements; au moins........................	10.000
Cuirs et peaux (cordonniers)........	2.000
Employés de bureau, comptables, etc.	800
TOTAL...............	17.500

Si nous voulons étendre cette statistique à la France, nous tiendrons compte que la répartition des métiers n'est pas dans tous les départements celle de Maine-et-Loire.

Dans un certain nombre de départements, le total serait peut-être moins élevé. Mais, dans le Nord, pour les tissus ; dans les départements du Sud-Est, pour la soie ; dans l'Est, pour l'horlogerie ; dans l'Ille-et-Vilaine, pour la chaussure ; dans l'Indre, pour la lingerie et, à Paris, pour tous les métiers, nos chiffres devraient être considérablement majorés. En prenant le département de Maine-et-Loire comme moyenne, nous resterons certainement et de beaucoup au-dessous des chiffres réels.

Même, en nous en tenant à cette base, le chiffre total, en France, d'ouvriers et d'ouvrières surmenant leurs yeux dans des conditions mauvaises serait de 17.050 × 86, soit 1.466.300.

Il est inutile d'insister et de vous dire combien sont nombreux, sur une telle masse d'ouvriers des deux sexes, les cas de cécité complète ou relative.

Le mal étant ainsi mis à nu dans toute son étendue et sa gravité, une question se pose, véritablement angoissante : Pouvons-nous y porter remède ?

Je crois qu'il est possible de répondre par l'affirmative.

Nous avons deux moyens d'action : Réformer l'installation matérielle des ateliers ; donner aux ouvriers les notions d'hygiène qu'ils ignorent.

a) INSTALLATION MATÉRIELLE

Les Inspecteurs du travail sont chargés de constater l'état hygiénique des ateliers et, au besoin, d'exiger les réformes nécessaires.

En ce qui concerne l'hygiène oculaire des ateliers, le § 5 de l'article 5 du décret du

29 novembre 1904, en l'exécution de la loi du 12 juin 1893, est ainsi conçu :

« *Ils seront munis de fenêtres ou autres ouvertures à châssis mobiles donnant directement sur le dehors.... Ces locaux, leurs dépendances et notamment les passages et escaliers seront convenablement éclairés.* »

De cette rédaction, par trop vague pour être efficace, il ressort cependant clairement que les Inspecteurs du travail sont d'ores et déjà chargés de la surveillance de l'hygiène oculaire dans les ateliers.

Il suffirait donc de préciser les instructions sur lesquelles ils doivent s'appuyer.

A) Pour l'*éclairage diurne*, je proposerai d'adapter aux ateliers le règlement établi d'après la Commission supérieure d'hygiène de la vue de 1881 pour les écoles primaires. Ce règlement, très bien étudié, très pratique dans ses applications, prévoit les dimensions des fenêtres en hauteur et en largeur, la profondeur des salles, la disposition des tables de travail, etc.

B) La question de l'*éclairage artificiel* est plus difficile à résoudre. Le règlement de 1881 n'a pas eu à la discuter pour les écoles primaires. Malgré son importance dans l'enseignement secondaire, elle n'a fait l'objet d'aucune réglementation jusqu'ici. Il serait du plus haut intérêt qu'une Commission fût instituée pour étudier, au point vue de l'hygiène, les divers modes d'éclairage artificiel et en fixer l'emploi rationnel, tant pour les ateliers que pour les collèges.

— 8 —

C) En face de conditions particulières, de réformes difficiles ou de la résistance des intéressés, il pourrait être nécessaire d'avoir recours à l'avis d'un homme de science et, dans ce cas spécial, d'un médecin oculiste.

Mais, ici encore, nous n'aurions pas à innover. Le § 4 de l'article 11 de la loi du 2 novembre 1892 prévoit en effet l'intervention médicale.

« Les Inspecteurs du travail pourront toujours requérir un examen médical de tous les enfants au-dessous de 16 ans, déjà admis dans les établissements sus-visés, à l'effet de constater si le travail dont ils sont chargés excède leurs forces. »

Une simple extension de ce paragraphe remplirait le but que nous nous proposons d'atteindre. Toutefois, pour que l'intervention se produisît en temps utile, il serait nécessaire d'abréger les formalités actuelles.

La demande de l'inspecteur doit être remise à l'inspecteur divisionnaire, qui la transmet au ministre, d'où elle revient à l'inspecteur divisionnaire et enfin à l'inspecteur. Ces délais sont interminables. Une demande directement adressée au préfet, suivie de la seule autorisation préfectorale, les abrégerait fort utilement.

Pour l'installation matérielle des ateliers des métiers exigeant l'application des yeux, il suffirait donc d'une circulaire ministérielle étendant et précisant les deux paragraphes que nous venons de citer, d'après la formule suivante :

Paragraphe 5 de l'article 5 du décret du 29 novembre 1904 :

Pour l'éclairage naturel, les ateliers seront munis de fenêtres ou autres ouvertures à châssis mobiles donnant directement sur le dehors. Les dimensions et, autant que possible, l'orientation de ces fenêtres seront établies selon les prescriptions du règlement de 1881 concernant les écoles primaires.

En rapport avec cet éclairage, les métiers, machines, etc., seront disposés de telle sorte que la lumière vienne aux ouvriers latéralement et principalement du côté gauche.

Pour la lumière artificielle — je laisse la prescription en blanc jusqu'à nouvel ordre. En attendant, on pourra recommander dans les ateliers où une fraction seulement des ouvriers fait le travail du soir, comme dans les cours d'adultes des écoles primaires, *de grouper les foyers lumineux et de rassembler les ouvriers au-dessous, de façon à augmenter l'éclairage utile sans augmenter les dépenses.*

HYGIÈNE OCULAIRE DE L'OUVRIER

Nous touchons à une question fort délicate et malheureusement fort difficile à résoudre, administrativement du moins.

Cependant, le § 3 de l'article 2 de la loi du 2 novembre 1892, que nous avons déjà cité, nous donne une certaine action :

« Aucun enfant âgé de moins de 13 ans ne « pourra être admis au travail dans les établisse-

« *ments ci-dessus visés, s'il n'est muni d'un cer-*
« *tificat d'aptitude physique délivré, à titre gra-*
« *tuit, par l'un des médecins chargés de la sur-*
« *veillance du premier âge ou l'un des médecins*
« *inspecteurs des écoles, ou tout autre médecin*
« *chargé d'un service public désigné par le*
« *Préfet.* »

L'aptitude physique comprend évidemment l'aptitude oculaire ; mais ce point devrait être spécifié. Le nombre est considérable des enfants que leurs parents placent en apprentissage sans tenir compte de l'état de leurs yeux. Ces jeunes gens, après avoir lutté pendant plusieurs années et altéré leur vue dans des efforts extrêmement pénibles et non sans danger, se voient forcés d'abandonner leur métier à l'âge où un autre apprentissage n'est plus possible.

Demandons au moins l'application stricte du § 3, au point de vue oculaire, et, si nous ne pouvons obtenir plus du fait de mesures administratives, donnons de bons conseils aux ouvriers eux-mêmes qui travaillent soit dans les ateliers, soit à domicile.

Nous devons leur faire connaître :

1º *Que, pour peu que les yeux des enfants semblent faibles, les parents ne doivent pas leur faire apprendre un métier applicant sans demander conseil à un oculiste ;*

2º *Que tous les ouvriers qui travaillent à un métier applicant, et particulièrement les couturières, doivent garder une attitude droite. L'attitude généralement en usage est dangereuse pour les organes essentiels : cœur, poumons, estomac, dont elle gêne le fonctionnement par la flexion forcée du thorax ; dangereuse pour les yeux, auxquels elle impose une fatigue excessive ;*

3º *Que, dans le travail à domicile, on se placera, pendant le jour, près d'une fenêtre, le jour venant de gauche ; que, le soir, on s'éclairera avec une lampe à pétrole de 16 lignes au moins pour trois personnes au plus, munie d'un abat-jour non transparent abaissé au-dessous des yeux, la lampe étant placée à 50 centimètres en avant et un peu à gauche.*

4º *Que, dans les cas de fatigue oculaire ou d'abaissement de la vue, l'ouvrier doit consulter sans retard un oculiste.*

Comment présenter ces conseils aux intéressés avec le plus d'efficacité possible.

Plusieurs moyens existent.

Affichage. — L'affichage est de nul effet. On ne lit que peu ou point les notes affichées. M. le Ministre du travail l'a si bien reconnu qu'il vient de déposer un projet de loi remplaçant l'affichage des textes de loi par des brochures que les chefs d'établissement devraient tenir à la disposition de leur personnel.

Brochures. Ce moyen est beaucoup plus utile Une brochure est lue et conservée dans la famille. Je dois dire à ce sujet que M. Dupeyrat, préfet de Maine-et-Loire, qui préside avec un zèle éclairé et un dévouement empressé à notre cause la Commission départementale d'assistance aux aveugles, va réaliser ce projet et faire distribuer des brochures de ce genre, non seulement dans les ateliers, mais à l'Hôtel de Ville, en même temps que la notice sur l'ophtalmie des nouveau-nés.

Conférences ou *causeries*. L'inspecteur du travail lui-même ou, mieux, un oculiste pourrait, de temps en temps, avec l'assentiment des patrons, faire comprendre aux ouvriers les notions d'hygiène oculaire et ce, dans une brève causerie sans prétention.

Ces moyens ne réussiront pas d'emblée, nous ne pouvons nous le dissimuler. Mais, mis en usage avec persévérance, ils infiltreront peu à peu dans la masse des idées plus saines et des habitudes hygiéniques.

Métiers dangereux

Nous comprenons, dans cette catégorie, les métiers qui lèsent directement les yeux par l'intensité de la lumière (hauts-fourneaux, foyer des locomotives), par des vapeurs, des poussières irritantes ou caustiques, et surtout par la projection de corps étrangers tels que éclats de fer ou d'acier, incandescents ou non, éclats de pierre, de bois, etc.

Dans le département de Maine-et-Loire, j'ai recueilli la statistique suivante de ces métiers, statistique qui, bien qu'incomplète, fera ressortir suffisamment l'importance de la question :

Industries textiles proprement dites .   8.000
Industries chimiques...................   782
Travail des pailles, plumes, crins....   118
Industrie du bois....................   2.232
Travail des métaux..................   5.000
Taille de pierres et moulage........   134
Terrassement et construction en
   pierres 1.938
Travail des pierres et terres au feu..   703

Total............ 18.907

Soit, en chiffres ronds, 19.000.

Pour la France, 19.000 × 86 donnent 1.600.000. Si nous ajoutons 150.000 agents de la traction ou de l'exploitation des chemins de fer français, nous atteignons 1.750.000 et nous restons au-dessous du chiffre réel.

Ne vous étonnez donc plus si nous disons que c'est par centaines de mille que nous soignons chaque année ces accidents de travail. Les dommages causés sont considérables, soit par la gravité des accidents eux-mêmes, soit par la contamination trop fréquente de plaies même minimes.

De ce fait résultent un certain nombre de cécités complètes et un nombre très élevé de ces demi-cécités sur lesquelles j'ai déjà insisté en faisant remarquer *qu'elles produisent, au double point de vue individuel et social, les mêmes misères et les mêmes charges que la cécité complète.* Il est regrettable, disons-le en passant, que les formules de demandes de secours aux aveugles exigent la mention d'une cécité complète et incurable. Il serait plus juste et plus humain de se contenter d'un abaissement de la vue ne permettant plus utilement de travailler pour vivre.

Ajoutons encore, à propos de ces demi-cécités que la jurisprudence ayant admis qu'un accident de travail détruisant l'œil sain d'un ouvrier antérieurement borgne, le patron et la Compagnie d'assurance seront tenus à l'indemnité d'une cécité complète, on refuse impitoyablement dans les ateliers les ouvriers présentant une taie sur un œil.

Je ne fais qu'effleurer la question ; ces quelques considérations sont de nature à vous faire apprécier la gravité des préjudices causés par les métiers dangereux.

Des mesures préventives sont-elles possibles?

Recherchons-le en passant en revue les différents modes d'accidents.

Pour les vapeurs irritantes dont le dégagement n'est qu'intermittent — industries chimiques, chapellerie, etc. — un masque pourrait être employé au moment voulu.

Pour les poussières des industries textiles, du travail des pailles, plumes et crins, de la fabrication des chapelets ; pour les poussières plus dangereuses parce qu'elles sont caustiques du travail des pierres et terres au feu, il est déjà prescrit d'aérer très largement et de mettre des lavabos à la disposition des ouvriers. Pratiquement, on ne peut guère exiger plus. Mais il faudrait tenir la main à l'exécution de ces prescriptions et, par des avis portés à la connaissance des ouvriers, insister sur la nécessité des lavages fréquents des yeux, de la face et des mains.

Les accidents par projection sont de beaucoup les plus fréquents et les plus graves.

Ils se produisent dans un grand nombre d'industries.

Les moyens préventifs sont tout indiqués. Ils consistent dans l'interposition entre les yeux et le point de départ des éclats, d'un écran quelconque : lames de tôle, ailerons des burins, et surtout lunettes.

Dans le travail dangereux du meulage, un règlement d'administration publique impose l'interposition d'une plaque de tôle.

Les lunettes préservatrices sont réglementairement exigibles dans le meulage, dans le dépiquage des chaudières incrustées, etc.

Pourquoi ne seraient-elles pas imposées dans les ateliers de fonderie (coulées), de cuivrerie, de chaudronnerie, de forges et d'instruments aratoires où le martelage à la main ou au marteau-pilon sur des métaux chauffés à blanc projette souvent des éclats incandescents, de piquage de meules, de tailleurs ou de casseurs de pierres, de tourneurs sur métaux, de graveurs sur métaux, chez les agents de la traction active des chemins de fer (mécaniciens et chauffeurs) et les agents des trains ?

Étant données l'importance et la facilité de cette mesure, je propose avec insistance au Comité d'émettre le vœu que la *prescription des lunettes soit étendue à toutes les industries énumérées ci-dessus et à d'autres du même genre que j'ai pu oublier.*

Un mot encore au sujet des accidents oculaires directement produits par l'intensité lumineuse des courts circuits et des foyers à grande flamme. Pour la lumière électrique à arc, Foucault a démontré depuis longtemps que son action nocive sur l'œil est due à la richesse en rayons ultra-violets et violets ou rayons chimiques. Il a conseillé l'emploi des verres jaunes ; nous ne pouvons que renouveler ce conseil.

J'ai démontré depuis [1] que l'action nocive de la lumière solaire trop intense des pays équatoriaux ou réfléchie soit par la neige soit par les glaciers, etc., et par la lumière éclatante des foyers à haute température (hauts-fourneaux, métal en fusion dans les coulées, foyers des locomotives) provenait également et d'une manière exclusive de leurs rayons chimiques. Les verres jaunes orangés que j'ai recommandés préservent absolument de l'éblouissement rétinien et des phénomènes érythémateux.

Quelle forme de lunette serait préférable ?

La lunette préservatrice des éclats doit remplir deux conditions principales :

Arrêter tous les éclats, même les plus fins, dans toutes les directions d'où ils peuvent venir.

Être légère et assez aérée pour éviter l'accumulation de la vapeur de la sueur ou buée sur la face profonde du verre.

La lunette grillagée des cantonniers est relativement utile mais ne remplit pas complètement la première condition. Elle laisse passer une partie des éclats fins.

(1) *Les verres jaunes en ophtalmologie*, communication à l'Académie de Médecine, 1903.

La simple lunette coquille suffit dans tous les métiers où l'éclat part de près et jaillit à peu près directement (burinages de toute sorte, dépiquage des chaudières, gravures sur métaux, taille des pierres, piquage de meules, etc.).

Pour les éclats ou escarbilles multiples, projetés en tourbillons (meulage, ateliers de fonderie, d'instruments aratoires, mécaniciens et chauffeurs de chemins de fer), je propose le modèle que j'ai l'honneur de vous soumettre.

Chargé par la Direction des chemins de fer de l'État de trouver une lunette pour les agents de la traction, j'ai établi ce modèle qui, après contrôle et nombreux essais par les ingénieurs ordinaires, l'ingénieur en chef, M. Bœlh et les intéressés eux-mêmes, a été adopté par l'Administration. Il est simple, léger, aéré et préserve parfaitement des escarbilles sans exposer à la buée.

Mais il ne suffira pas de prescrire des moyens de préservation.

Les ouvriers, par insouciance, par habitude du danger, pour éviter une petite gêne, remontent l'appareil protecteur du meulage ou négligent de prendre leurs lunettes.

On devra faire, sous ce rapport, l'éducation des ouvriers et leur démontrer par des exemples trop nombreux, hélas ! le danger de la routine.

La brochure proposée précédemment pour les métiers applicants contiendra donc un paragraphe sur les métiers dangereux et les moyens de préservation. Les causeries amicales de l'inspecteur et de l'oculiste compléteront cette utile propagande.

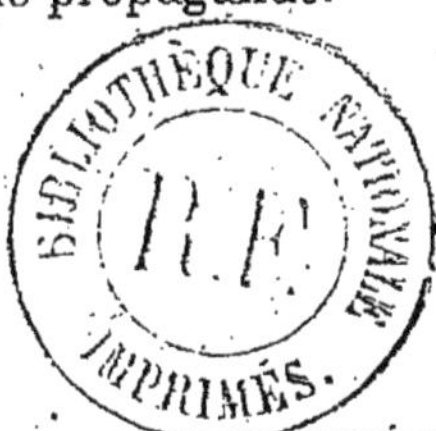

Résumé et conclusions

Au point de vue oculaire, les métiers applicants comprennent, en France, plus de 1.500.000 ouvriers des deux sexes, qui usent leurs yeux par un travail incessant et pénible dans des conditions d'hygiène le plus souvent défectueuses.

Les métiers dangereux comprennent au moins 1.750.000 ouvriers, exposés à des accidents oculaires graves par des poussières et des vapeurs irritantes ou caustiques et par des corps étrangers, tels que des éclats de fer, d'acier, de bois, de charbon, etc.

En fait, un nombre considérable d'ouvriers, hommes et femmes, sont atteints, chaque année, de lésions oculaires dues au travail produisant la cécité ou la demi-cécité, tout aussi désastreuse que la cécité complète pour l'ouvrier, qui ne peut plus gagner sa vie, et pour l'État, qui est obligé de le soutenir.

Cet état de choses cause les plus graves préjudices :

Aux patrons, aux Compagnies d'assurances et aux Compagnies de chemins de fer, par la perturbation dans le travail et les indemnités élevées qu'il entraîne ;

Aux ouvriers eux-mêmes, par une mise à la réforme prématurée ; par la perte de leur salaire, que ne compensent ni les indemnités d'accidents, ni les secours de l'État ; par la difficulté, pour les vues simplement affaiblies, de trouver du travail ;

A l'État, en grevant notablement son budget d'Assistance.

Or, il serait possible de prévenir, dans une très large mesure, ces tristes résultats.

Dans ce but, j'ai l'honneur de proposer au Comité les vœux suivants :

Métiers applicants

Installation matérielle des ateliers

Le § 5 de l'article 5 du décret du 29 novembre 1904 sera précisé :

I. *Éclairage diurne.* Le règlement établi d'après la Commission supérieure de l'hygiène de la vue de 1881, pour les écoles primaires, sera appliqué aux ateliers.

II. En rapport avec cet éclairage, les métiers, machines, etc., seront disposés de telle sorte que la lumière arrive à l'ouvrier latéralement et principalement du côté gauche.

III. *Éclairage artificiel.* Une Commission sera nommée pour en fixer les règles, suivant les divers modes d'éclairage.

IV. Lorsqu'une fraction seulement des ouvriers fait le travail du soir, on groupera les foyers lumineux et on rassemblera au-dessous les ouvriers, pour en augmenter l'intensité de l'éclairage sans augmenter les dépenses.

V. Les inspecteurs du travail seront chargés de la surveillance de l'hygiène oculaire des ateliers. En cas de difficultés, ils auront recours à l'avis d'un spécialiste, sous l'autorisation directe du Préfet.

Hygiène de l'ouvrier dans les métiers applicants

Le Comité émet les vœux suivants :

I. Le § 3 de l'article 2 de la loi du 2 novembre 1892 sera strictement appliqué au point de vue oculaire ·

Aucun enfant âgé de moins de 13 ans ne pourra être admis au travail dans les établissements ci-dessus visés s'il n'est muni d'un certificat d'aptitude physique délivré, à titre gratuit, par l'un des médecins chargés de la surveillance du premier âge ou l'un des médecins inspecteurs des écoles ou tout autre médecin chargé d'un service public désigné par le Préfet.

II. Des brochures seront distribuées aux ouvriers dans les ateliers, contenant les recommandations suivantes :

A) Pour peu que les yeux des enfants semblent faibles, les parents ne doivent pas leur faire apprendre un métier applicant sans demander conseil à un oculiste.

B) Tous les ouvriers qui travaillent à un métier applicant et particulièrement les couturières, doivent garder une attitude droite. L'attitude généralement en usage est dangereuse pour les organes essentiels : cœur, poumons, estomac, dont elle gêne le fonctionnement par la flexion forcée du thorax ; dangereuse pour les yeux auxquels elle impose une fatigue excessive.

C) Dans le travail à domicile, on se placera, pendant le jour, près d'une fenêtre, le jour venant de gauche ; le soir, on s'éclairera avec une lampe à pétrole de 16 lignes au moins pour trois personnes au plus, munie d'un abat-jour non transparent, abaissé au-dessous des yeux, la lampe étant placée à 50 centimètres en avant et un peu à gauche.

D) Dans les cas de fatigue oculaire ou d'abaissement de la vue, l'ouvrier consultera un oculiste sans retard.

III. Des conférences ou causeries de l'inspecteur ou, mieux, de l'oculiste complèteront cette éducation hygiénique de l'ouvrier.

Métiers dangereux

Le Comité émet le vœu :

I. Que les inspecteurs du travail surveillent particulièrement la prescription réglementaire qui exige l'aération des ateliers à poussière par tous les moyens pratiques : ouvertures de fenêtres, vasistas ou, mieux, appareils d'aspiration. Dans le même but, des lavabos, convenablement installés, seront mis à la disposition des ouvriers.

II. En plus de quelques appareils de protection exceptionnels (tôles pour le moulage), la prescription des lunettes, déjà réglementaire pour quelques industries, sera étendue à tous les métiers exposant à la projection de corps étrangers dans les yeux (burinages de toutes sortes, piquages de meules, taille et casse des pierres, escarbilles des mécaniciens et chauffeurs de chemins de fer, etc.).

III. Dans les métiers exposant à des éclats lumineux excessifs, les ouvriers feront usage de lunettes à verres jaunes orangés.

IV. A la brochure et aux conférences destinées aux métiers applicants, on ajoutera une note pour insister près des ouvriers des métiers dangereux sur l'utilité des moyens de préservation et sur le danger d'une négligence à cet égard.

*
* *

Dans le travail que j'ai l'honneur de soumettre au Comité je n'ai point eu la prétention d'épuiser une question aussi vaste, aussi importante et j'ajouterai aussi neuve. J'ai voulu seulement vous en exposer les grandes lignes, pour vous en faire comprendre l'intérêt et éveiller votre bienveillante attention.

Il m'a paru qu'aucun des points envisagés jusqu'ici par le Comité ne ressortit plus directement à la mission de prévenir la cécité dont nous sommes chargés.

Nos protégés sont au nombre de plusieurs millions ; les accidents qui les atteignent chaque jour sont extrêmement fréquents et souvent très graves ; enfin, ils vont devant eux, peu ou point défendus, livrés à leur ignorance et à leurs préjugés ; et, lorsque la cécité les atteint, la misère les prend du même coup, inexorable, eux et leurs familles.

Aux jeunes gens de nos lycées et de l'enseignement supérieur, auxquels nous nous intéressons au plus haut point, une certaine fortune compenserait au moins le grand malheur de la cécité ; mais, en ce moment, c'est une foule immense, faible et désarmée, que je vous prie de défendre. Je ne sache pas qu'il soit une cause plus belle et plus digne d'hommes de cœur et de véritables philanthropes.

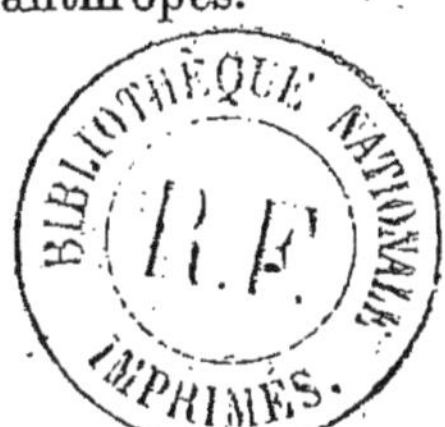

Angers, imp. G Grassin. —815-9

9 782019 919047